BEI GRIN MACHT SICH IHR WISSEN BEZAHLT

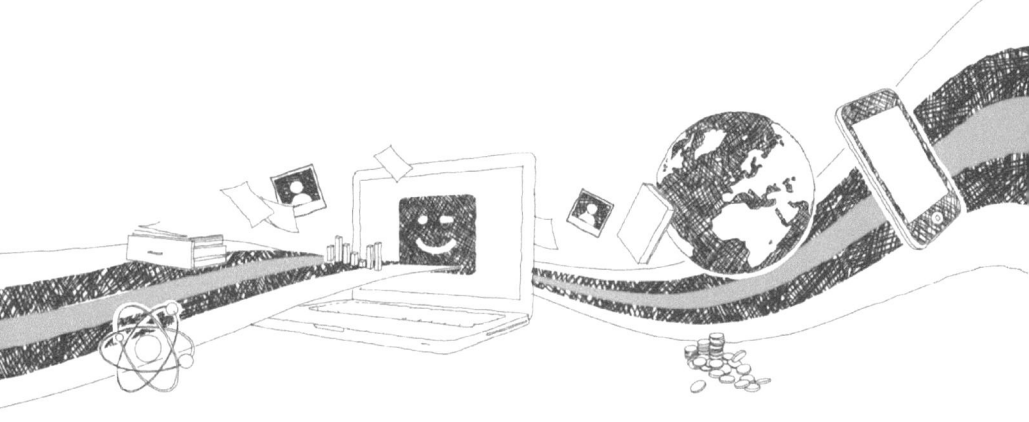

- Wir veröffentlichen Ihre Hausarbeit,
  Bachelor- und Masterarbeit

- Ihr eigenes eBook und Buch -
  weltweit in allen wichtigen Shops

- Verdienen Sie an jedem Verkauf

Jetzt bei www.GRIN.com hochladen und kostenlos publizieren

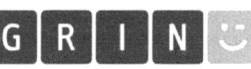

Bibliografische Information der Deutschen Nationalbibliothek:

Die Deutsche Bibliothek verzeichnet diese Publikation in der Deutschen National-bibliografie; detaillierte bibliografische Daten sind im Internet über http://dnb.d-nb.de/ abrufbar.

Impressum:

Copyright © 2014 GRIN Verlag, Open Publishing GmbH
Druck und Bindung: Books on Demand GmbH, Norderstedt Germany
ISBN: 978-3-668-10759-5

Dieses Buch bei GRIN:

http://www.grin.com/de/e-book/311833/alkoholabhaengigkeit-entstehung-arten-therapie-und-intervention

Stefan Müseler

Alkoholabhängigkeit. Entstehung, Arten, Therapie und Intervention

GRIN Verlag

GRIN - Your knowledge has value

Der GRIN Verlag publiziert seit 1998 wissenschaftliche Arbeiten von Studenten, Hochschullehrern und anderen Akademikern als eBook und gedrucktes Buch. Die Verlagswebsite www.grin.com ist die ideale Plattform zur Veröffentlichung von Hausarbeiten, Abschlussarbeiten, wissenschaftlichen Aufsätzen, Dissertationen und Fachbüchern.

Besuchen Sie uns im Internet:

http://www.grin.com/

http://www.facebook.com/grincom

http://www.twitter.com/grin_com

Alkoholabhängigkeit –

Entstehung, Arten, Therapie und Intervention

Hausarbeit

Inhaltsverzeichnis

1. Einleitung

Laut dem Bundesministerium für Gesundheit konsumieren in Deutschland 9,5 Mio. Menschen Alkohol in gesundheitlich riskanter Form. Pro Kopf werden im Jahr ca. 10 Liter reinen Alkohols konsumiert und ca. 1,3 Millionen Menschen in Deutschland gelten zurzeit als Alkoholabhängig. Im Durchschnitt unterziehen sich nur 10 % der Betroffenen nach 10 bis 15 Jahren der Alkoholabhängigkeit einer Therapie. 74.000 Menschen sterben jährlich an den direkten bzw. an den indirekten Folgen der Alkoholabhängigkeit.[1]

Doch wie entsteht eine Alkoholabhängigkeit? Wann gilt man als „Missbräuchler" und ab wann als Alkoholabhängiger? Worauf sollte man bei der pflegerischen Intervention achten? Da Deutschland durch den pro-Kopf-Konsum zu den Hochkonsumländern gehört, wird man vor allem in der Pflege sehr oft mit Menschen, welche unter einer Alkoholabhängigkeit leiden, konfrontiert. Die Entstehung, die Arten, die Therapie sowie die pflegerische Intervention mit Menschen, welche unter einer Alkoholabhängigkeit leiden, stehen somit im Fokus dieser Hausarbeit.

Die Behandlung von Alkoholabhängigen muss stets interdisziplinär erfolgen, also die Behandlung durch Ärzte, Psychologen, Physiotherapeuten, Ergotherapeuten sowie Pflegekräfte mit einschließen. Dem Umfang dieser Arbeit geschuldet beschäftigt sich sie jedoch vorwiegend mit der Intervention durch Pflegekräfte.

Die Frage des kontrollierten Trinkens, welche schon über Jahrzehnte hinweg Betroffene, Angehörige, Therapeuten und Forscher bewegt[2], soll auch auf Grund des Umfangs und der Differenzierung der Therapieformen nicht Teil dieser Hausarbeit sein.

2. Begriffsbestimmung und Definition des Alkoholismus und die Differenzierung von Missbrauch und Abhängigkeit

Alkoholismus umfasst verschiedene Phänomene, deren Grenzen sich oft verwischen, welche aber keinesfalls identisch sind: Alkoholmissbrauch und Alkoholabhängigkeit. Da sich der Terminus „Alkoholismus" seit mehr als hundert Jahren im internationalen Sprachgebrauch eingebürgert hat und in gebräuchlichen Definitionen benutzt wird, soll im Folgenden dieser Arbeit auch weiter das Wort „Alkoholismus" verwendet werden.[3]

---

[1] Vgl. Drogenbeauftragte der Bundesregierung (Hrsg.) 2013.
[2] Vgl. Kruse, Gunther; Körkel, Joachim; Schmalz, Ulla 2000, S. 245
[3] Vgl. Feuerlein, Wilhelm 1989, S 3.

In den älteren Definitionen zum Alkoholismus, zum Beispiel denen der World Health Organisation (WHO) von 1952, wird vor allem auf die Folgen des exzessiven Trinkens auf körperlichem, geistigem, sozialem und wirtschaftlichem Gebiet eingegangen. Diese Definitionen haben in den Folgejahren erhebliche Kritik erfahren. Man ist schließlich dazu übergegangen, zwischen alkoholbedingten Folgeschäden, sowie Alkoholabhängigkeit bzw. zwischen Missbrauch und Abhängigkeit zu differenzieren.[4] 1992 wurde von den beiden führenden Fachinstanzen[5] eine zusammenfassende Definition des Alkoholismus formuliert. Diese lautet: „Alkoholismus ist eine primäre, chronische Krankheit, deren Entstehung und Manifestation durch genetische, psychosoziale und umfeldbedingte Faktoren beeinflusst werden. Sie schreitet häufig fort und kann tödlich enden. Alkoholismus wird durch eine Reihe von dauernd oder zeitweilig auftretenden Kennzeichen charakterisiert: durch die Verschlechterung des Kontrollvermögens beim Trinken und durch die vermehrte gedankliche Beschäftigung mit Alkohol, der trotz besseren Wissens um seine schädlichen Folgen getrunken und dessen Konsum häufig verleugnet wird."[6]

Zu unterscheiden ist bei dem Alkoholismus zwischen dem Missbrauch (bzw. dem schädlichen Gebrauch) und der Abhängigkeit von Alkohol. Von einem Missbrauch wird im Diagnostic and Statistical Manual of Mental Disorders (DSM-IV)[7] gesprochen wenn sich mindestens eines der folgenden Kriterien innerhalb des 12-Monats-Zeitraums manifestiert: der wiederholte Alkoholkonsum, der zu einem Versagen bei der Erfüllung wichtiger Verpflichtungen führt; der wiederholte Alkoholkonsum in Situationen, in denen es Aufgrund des Konsums zu einer körperlichen Gefährdung kommen kann; wenn wiederkehrende rechtliche Probleme im Zusammenhang mit dem Alkoholkonsum auftreten oder wenn fortgesetzter Alkoholkonsum trotz ständiger oder sich wiederholender Probleme, welche durch den Alkohol versursacht oder verstärkt werden, betrieben wird. Im Unterschied zum ICD-10[8] werden beim DSM-IV auch soziale Schäden mit einbezogen.[9] Bei der Abhängigkeit von Alkohol sind die Items des DSM-IV und des ICD-10 identisch: die Toleranzentwicklung, das Entzugssyndrom, die Kontrollminderung, das zwanghafte Trinken, hoher Zeitaufwand für Alkoholbeschaffung, Vernachlässigung anderer Aktivitäten und der Konsum trotz Wissen um negative Folgen. Wenn innerhalb der letzten Jahre drei oder mehr der soeben genannten Kriterien zutreffen, kann die

---

[4] Vgl. Küfner, Heinrich; Soyka, Michael 2008, S. 9f.
[5] National Council on Alcoholism and Drug Dependence und American Society of Addictive Medicine.
[6] Küfner, Heinrich; Soyka, Michael 2008, S. 10.
[7] Klassifikationssystem der American Psychiatric Association.
[8] Internationale statistische Klassifikation der Krankheiten und verwandter Gesundheitsprobleme.
[9] Vgl. Küfner, Heinrich; Soyka, Michael 2008, S. 10f.

Diagnose einer Alkoholabhängigkeit gestellt werden. Der Konsum des Alkohols hat für die betroffene Person Vorrang gegenüber anderen Verhaltensweisen und der innere Zwang Alkohol zu konsumieren wird den Betroffenen meist erst dann bewusst, wenn diese versuchen den Konsum zu beenden bzw. zu kontrollieren.[10]

3. Entwicklung und Arten der Alkoholabhängigkeit

Die Alkoholabhängigkeit ist eine sehr häufige Erkrankung. In Deutschland leben schätzungsweise 1,3 Millionen Alkoholiker. Männer sind häufiger betroffen als Frauen.[11] Die Entwicklung einer Alkoholabhängigkeit kann man in 4 Phasen unterteilen. Zu Beginn steht die voralkoholische Phase, wobei der Alkohol bei der Problembewältigung hilft. Hier wird zum Beispiel nach Konflikten konsumiert um Spannungen abzubauen. Auch der gesellschaftliche Aspekt nimmt eine immer größere Rolle ein, man trinkt häufig mit Freunden und Bekannten, um „Spaß" zu haben. Bei der zweiten Phase, der Prodromalphase, kommt es häufig zu Gedächtnislücken nach Räuschen. Der Betroffene entwickelt eine Toleranz gegenüber immer höheren Alkoholmengen. Die häufigen Gedanken sowie das heimliche Trinken sind typische Merkmale dieser Phase. Als „kritische Phase" wird die dritte Phase in der Entwicklung einer Alkoholabhängigkeit beschrieben. In dieser wird schon am Morgen Alkohol konsumiert, die Bedeutung des Alkohols wird heruntergespielt und es spielen Schuldgefühle eine bedeutende Rolle. Der Zwang, Alkohol zu konsumieren, sowie der Kontrollverlust sind typische Merkmale dieser Phase. In der vierten und letzten „chronischen Phase" kommt es zu tagelangen Räuschen, zu einem ethischen Abbau, einem Zerfall der Persönlichkeit, sowie einem Toleranzverlust, da aufgrund bereits eingetretener Leberschädigungen schon geringere Mengen an Alkohol zum Rausch führen. In dieser Phase treten auch Alkoholpsychosen, Angstzustände, Zittern sowie psychomotorische Hemmungen auf. Der Betroffene gelangt häufig an dieser Stelle zu einer Krankheitseinsicht.[12]

Es gibt bei der Alkoholabhängigkeit verschiedene Formen, welche mit unterschiedlichen Charakteristiken einhergehen. Nach Elvin Morton Jellinek, einer der ersten Forscher, der den Krankheitscharakter des Alkoholismus erkannte, werden fünf Formen des Alkoholismus unterschieden. Der sogenannte Alpha-Typ, welcher auch als Erleichterungstrinker bezeichnet wird, weist eine psychische Abhängigkeit mit phasenweisem Konsum von Alkohol auf. Der

---

[10] Vgl. Küfner, Heinrich; Soyka, Michael 2008, S. 11ff.
[11] Vgl. Kirchhefer, Rainer 2000, S. 87.
[12] Vgl. Kirchhefer, Rainer 2000, S. 88.

Kontrollverlust spielt bei diesem Typ keine Rolle. Der Beta Typ, oder auch der Gelegenheitstrinker, hat einen übermäßigen Alkoholkonsum ohne Kontrollverlust mit gelegentlichem Rausch. Zum Beispiel auf Feiern. Bei dem Gamma-Typ handelt es sich um den süchtigen Trinker. Er hat bereits eine Toleranz gegenüber Alkohol entwickelt und bildet diese weiter aus. Eine Abstinenz ist bei diesem Typ nicht möglich, er leidet an Kontrollverlust während des Trinkens und unter Entzugssymptomen wenn der Alkoholspiegel in seinem Blut fällt.[13] Der Delta-Typ ist einer der häufigsten Typen in der stationären Entzugsbehandlung. Als „Gewohnheits-" bzw. „Spiegeltrinker" muss er regelmäßig Alkohol konsumieren um seinen Alkoholpegel aufrecht zu erhalten. Er hat jedoch keinen Kontrollverlust bzw. Rausch. Eine Abstinenz ist nicht möglich. Bei dem letzten Typ, dem Epsilon-Typ, handelt es sich um einen sogenannten „Quartalssäufer". Dieser Typ ist aus eigener Erfahrung in der stationären Entzugsbehandlung am schwierigsten zu behandeln, da er die Fähigkeit zur Abstinenz besitzt. In dieser kann er lange Zeiträume, auch bis zu mehreren Monaten, ohne Alkohol auskommen. Dazwischen hat er einen phasenweisen exzessiven Alkoholkonsum, welcher auch mit einem Kontrollverlust einhergeht.[14]

4. Diagnostik

Nur in Extremfällen gestaltet sich die Diagnose der Alkoholabhängigkeit als einfach. Aus verschiedenen Gründen, z.B. dem fehlenden Leidensdruck der Betroffenen, ist die Mitarbeit der Patienten bei der Diagnostik auch nicht immer gegeben. Dies sollte zum Beispiel bei Fragebogentests berücksichtigt werden. Die Diagnose des Alkoholismus kann grundsätzlich durch folgende Zugänge her versucht werden. Als erstes durch die Abschätzung des abnormen Trinkverhaltens, hier spielt die Trinkmenge sowie die Trinkfrequenz eine Rolle. Dies wird bei stationärem Aufenthalt bereits durch die pflegerische Anamnese als Zuarbeit für die ärztliche Anamnese erfragt. Ein weiterer Punkt ist die Abschätzung der alkoholbezogenen Schäden auf körperlichem, psychischem und/ oder sozialem Gebiet. Eine wichtige Rolle spielen hierbei auch zum Beispiel die Pflegeberichte, da dort die genauen Beobachtungen der Pflegefachkräfte dokumentiert sind. Gibt es zum Beispiel Auffälligkeiten im Gangbild des Patienten, kann man unter Umständen Rückschlüsse auf eine Polyneuropathie[15] schließen, welche häufig einen stark vermehrten Alkoholkonsum als Ursache hat. Oder vergisst der Patient häufig, wo er sich

---

[13] Vgl. Kirchhefer, Rainer 2000, S. 87.
[14] Vgl. Kirchhefer, Rainer 2000, S. 87.
[15] Oberbegriff für bestimmte Erkrankungen des peripheren Nervensystems, die mehrere Nerven betreffen. Häufige Ursache ist Alkoholmissbrauch.

befindet, hat starke Probleme, sein Zimmer zu finden bzw. kann sich keine Gesichter merken, lässt dies eventuell auf ein Korsakow-Syndrom[16] schließen. Diese Beispiele sollen zeigen, dass die behandelnden Ärzte hierbei stark auf die Beobachtungen der Pflegefachkräfte angewiesen sind, da sie einen häufigeren Kontakt zu den Patienten haben und diese somit besser beobachten sowie einschätzen können.[17]

5. Behandlungsansätze

Da dieser Krankheit vielfältige Entstehungsbedingungen zugrunde liegen, muss die Behandlung auf verschiedenen Ansätzen basieren. Sie sollte sich nach den verschiedenen individuellen Gegebenheiten der Patienten richten und die Persönlichkeitseigenschaften, das soziale Umfeld, die Schwere des Alkoholismus und seiner Folgen mit einbeziehen. Hier spielt die pflegerische Anamnese eine wichtige Rolle, da diese alle individuellen Gegebenheiten erfasst. Weiterhin müssen die verfügbaren Therapieverfahren und Therapieeinrichtungen berücksichtigt werden. Gegenüber anderen Störungen, wie zum Beispiel Ängsten oder Eheproblemen, bleibt die Behandlung des Alkoholismus das vorrangige Ziel, da andere Therapiemaßnahmen bei unverändertem Trinkverhalten schwer durchführbar und wenig wirksam wären.[18]

Das Behandlungsziel kann nicht nur die Beseitigung alkoholbedingter Folgeschäden oder die Alkoholabstinenz allein sein, da dadurch keine ausreichende Stabilität gewährleistet ist. Auch das Risiko eines Rückfalls wird dadurch nicht ausreichend reduziert. Die Risikofaktoren für einen Rückfall müssen in verschiedenen Lebensbereichen dauerhaft verändert werden.[19] Auch durch die WHO wird Gesundheit nicht nur durch die Abwesenheit von Krankheit beschrieben sondern als psychophysisches Wohlbefinden definiert, welches über die Beseitigung von Krankheit hinausgeht. Das primäre Ziel einer Suchtbehandlung ist die Kontrolle des Alkoholkonsums in Form von Abstinenz. Die sekundären Erfolgskriterien beziehen sich auf eine Verbesserung oder Stabilisierung anderer komorbider Störungen[20] oder anderer Lebensbereiche. Dies geschieht in dem Sinne, dass sich die Lösungskompetenzen des Betroffenen verbessern und sich nicht nur die Lebensbedingungen verändert haben.[21]

---

[16]Das Korsakow-Syndrom ist eine Form der Amnesie. Häufige Ursache ist Vitamin-B_1-Mangel bei Alkoholikern.
[17] Vgl. Feuerlein, Wilhelm 1989, S. 164ff.
[18] Vgl. Feuerlein, Wilhelm 2005, S. 88.
[19] Vgl. Küfner, Heinrich; Soyka, Michael 2008, S. 314.
[20] Auch Begleiterkrankung, ein oder mehrere zusätzlich zu einer Grunderkrankung vorliegende Krankheits- oder Störungsbilder.
[21] Vgl. Küfner, Heinrich; Soyka, Michael 2008, S. 314.

6. Therapie und Intervention

6.1. Motivationsförderung

Vielerorts ist man inzwischen dazu übergegangen, die Förderung von Veränderungs-, Behandlungs-, bzw. Abstinenzmotivation als integrale Aufgabe professioneller Suchtarbeit anzusehen.[22] Auch im Bereich der Pflege ist die Motivation ein sehr wichtiger Bestandteil der Intervention. Als erstes Beispiel soll hier das Konzept der motivierenden Gesprächsführung, welches 1991 durch Miller und Rollnick entwickelt wurde, vorgestellt werden. In diesem bilden 5 allgemeine Prinzipien die Grundlage für das Gesprächsverhalten. Man sollte gegenüber dem Gesprächspartner Empathie zeigen, da das Akzeptieren des Patienten Veränderungen erleichtert. Hier spielt ein geschicktes sowie reflektiertes Zuhören eine wesentliche Rolle. Des Weiteren bestehen zwischen der gegenwärtigen Situation sowie dem tatsächlichen Verhalten und den Zielen und Wünschen der Patienten häufig Widersprüche. Da den Patienten die Folgen der problematischen Verhaltensweisen bewusst gemacht werden sollten, müssen die mangelnden Übereinstimmungen zwischen den Zielen, Wünschen und Verhalten der Patienten denselben aufgezeigt werden. Als dritter Punkt ist die Vermeidung von Argumentationen anzuführen, da Argumente in der Kommunikation mit Alkoholabhängigen zur Motivationsförderung nicht produktiv sind. Hier erzeugt die Abwehr nur wiederum Abwehr. Weiterhin sollte eine Verhaltenstendenz des Patienten nicht blockiert, sondern als eine Chance genutzt werden. Hierbei kann der Fokus der Wahrnehmung auf anderes verschoben werden, wobei neue Sichtweisen angeregt und nicht aufgezwungen werden. Wenn man also mit dem Widerstand des Patienten geht, kann man nützliche Ressourcen von ihm nutzen, um Lösungen zu finden. Als letzter Punkt ist die Unterstützung der Selbstwirksamkeit anzuführen, da ein wichtiger Motivator der Glaube an die Möglichkeit der Veränderung ist. Der Patient ist selbst für die Wahl von Zielen sowie deren Realisierung verantwortlich.[23]

Als ein weiteres geeignetes Mittel der Behandlung von Alkoholabhängigen, auch im Bereich der Pflege, wird das Rahmenkonzept des „Motivational Interviewing" (MI) gesehen. Durch dieses soll die Änderungs- und Behandlungsmotivation von Abhängigen gefördert werden. Acht dieser Elemente werden durch den Entwickler dieser Methode, William R. Miller[24], als besonders wichtig erachtet. Diese lassen sich umsetzen, ohne das Gesamtkonzept des MI

---

[22] Vgl. Kruse, Gunther; Körkel, Joachim; Schmalz, Ulla 2000, S. 189.

[23] Vgl. Küfner, Heinrich; Soyka, Michael 2008, S. 353f.

[24] William R. Miller ist ein US-amerikanischer Psychologe, welcher unter anderem auch am „Center on Alcoholism, Substance Abus, and Addictions (CASAA) forschte. Auf Basis dieser Erfahrung entwickelte er das Motivational Interviewing.

beherrschen zu müssen. Im Folgenden möchte ich diese Items kurz umschreiben, da sie für die pflegerische Intervention mit Alkoholabhängigen sehr bedeutend sind.

Es sollten Empfehlungen ausgesprochen werden, welche nicht zu aufdringlich sowie nicht-moralisierend formuliert sind. Hindernisse auf dem Weg der Veränderung sollten entfernt werden. Hier zu nennen sind zum Beispiel lange Wartezeiten bei Suchtberatungsstellen. Als Beispiel möchte ich die Suchtstation des Sächsischen Krankenhauses Arnsdorf nennen, auf welcher die Patienten durch das Pflegefachpersonal bereits während der qualifizierten Entgiftung, ab dem 15 Aufenthaltstag, angehalten werden, einen Termin bei einer Suchtberatungsstelle zu vereinbaren. Dieser Termin kommt auf Grund des stationären Aufenthaltes zeitnah zustande, sodass eine Anbindung der Patienten an eine wohnortnahe Beratungsstelle gewährleistet ist. Die lange Wartezeit für einen Termin bei der Suchtberatung im Anschluss der stationären Behandlung wird somit aus dem Weg geräumt, sodass der Patient direkt nach dem Aufenthalt einen Ansprechpartner im Bereich der Suchthilfe hat. Der dritte Punkt des MI ist die Eröffnung von Wahlmöglichkeiten. Viele Patienten fühlen sich zum Beispiel bedrängt, wenn Ihnen nur ein Weg der Behandlung zur Wahl steht. Hier könnte schon die Auswahl verschiedener Behandlungssettings, z.B. stationär oder ambulant, Abhilfe schaffen. Weiter sollen die negativen Folgen des Trinkens gestärkt werden, da diese von Alkoholabhängigen oftmals „ausgeblendet" werden. Dies kann im Bereich der pflegerischen Intervention zum Beispiel während der Gesprächsführung geschehen, bei welcher die alkoholbedingten Folgen gespiegelt werden. Die Wertschätzung und Empathie sollte dem Alkoholabhängigen gegenüber auch zum Ausdruck gebracht werden, da diese auch in der Suchtarbeit angebracht sind. Hierbei sollte man also auch spiegeln, wenn der Betroffene etwas gut gemacht hat, bzw. die Anerkennung zeigen, dass er den Schritt zur Abstinenz wagt. Weiterhin sollte dem Alkoholabhängigen eine Rückmeldung gegeben werden, da dies oft zum Überdenken des eigenen Verhaltens führt. Gemeinsam mit dem Patienten sollten die Ziele formuliert werden, statt sie diesem nur vorzusetzen. Es ist wichtig, dass der Patient sich die Ziele eigenständig erarbeiten kann, da er somit einen besseren Bezug zu diesen hat. Die Pflegekraft sollte hierbei nur Hilfestellung geben. Der achte und letzte Punkt ist die die aktive Hilfestellung, also als Berater bei Bedarf die Initiative zu ergreifen, um das Interesse am weiteren Kontakt mit dem Patienten deutlich zu machen. Dies sollte jedoch die Ausnahme und nicht die Regel sein.[25]

---

[25] Vgl. Kruse, Gunther; Körkel, Joachim; Schmalz, Ulla 2000, S. 194ff.

Wie an diesen Beispielen belegt, ist die Motivationsförderung ein sehr wichtiger Bestandteil der Therapie Alkoholabhängiger. Sie zieht sich von der Kontaktphase über die Entzugsbehandlung bis hin zur Entwöhnungs- sowie der Nachsorgephase. Sie ist ein Hauptbestandteil der pflegerischen Intervention.

6.2. Kontaktphase

Am Anfang einer jeden Therapie von alkoholabhängigen Menschen steht die Kontaktphase. Eine sehr große Schwierigkeit stellt die mangelnde Bereitschaft eines Alkoholikers zur Behandlung zu Beginn einer Behandlungskette dar. Da sich der Betroffene meist noch keine Sucht eingesteht, fällt es ihm auch schwer, Hilfe anzunehmen. Oftmals lassen sich Betroffene nur unter großem Druck auf eine Therapie ein, weil zum Beispiel der Partner mit einer Trennung droht oder der Arbeitgeber mit Kündigung.

Durch den Kontakt mit anderen Alkoholabhängigen zum Beispiel sieht der Betroffene allmählich selbst die Notwendigkeit einer Therapie ein. Die Unterstützung des Betroffenen ist ein wichtiges Ziel in der Kontaktphase, welche einige Wochen, manchmal auch Monate oder Jahre dauern kann. In dieser Zeit wird die Diagnose geklärt, die Behandlungsmöglichkeiten erörtert und die Behandlungsbereitschaft, sowie die Motivation des Betroffenen geklärt.[26] Dies geschieht unter anderem in den Suchtberatungsstellen oder beim Hausarzt.

Häufig kommt es vor, dass sich Patienten vorab einer zu beginnenden Therapie auf der betreffenden Station telefonisch melden, um sich das Therapiekonzept erklären zu lassen. Diese Patienten sind erfahrungsgemäß unentschlossen und erscheinen dann häufig nicht zu dem vereinbarten Therapiebeginn. Um dem entgegen zu wirken, wird ihnen durch die Pflegefachkräfte angeboten, sich die Station anzusehen und sich das Therapiekonzept persönlich erklären zu lassen. Dies wird meist dankbar angenommen und durch die Intervention durch die Pflegekräfte kann den Betroffenen die „Angst" vor der Therapie genommen werden. Erfahrungsgemäß können so viele Bedenken der Betroffenen zerstreut werden und es kommt auch weniger vor, dass die Therapieplätze nicht in Anspruch genommen werden.

6.3. Entzugsbehandlung

An dieser Stelle ist zwischen einer „normalen" Entzugsbehandlung, welche zwischen 10-14 Tage dauert und einer „qualifizierten" Entzugsbehandlung, welche ca. 21 Tage in Anspruch nimmt, zu unterscheiden. Bei der ersteren wird ausschließlich die Entgiftung des Patienten von

---

[26] Vgl. Feuerlein, Wilhelm 1989, S. 176.

dem Suchtmittel angestrebt. Bei der „qualifizierten" Entgiftung spielt neben der Entgiftung die Motivationsförderung in Form von Gesprächen sowie Gruppenangeboten eine wichtige Rolle. Zu einer Entzugsbehandlung gehören alle Maßnahmen, welche zu der körperlichen Entgiftung eines alkoholabhängigen Patienten dienen. Hierbei handelt es sich um eine kurzfristig zu erreichende Lösung von der Abhängigkeit des Betroffenen. Aufgrund möglicher schwerer Komplikationen sollte diese stationär in einem Krankenhaus bzw. in einer Suchtfachklinik durchgeführt werden. Es gibt auch ambulante Möglichkeiten, eine Entzugsbehandlung durchzuführen, jedoch ist bei 50% der Alkoholiker, welche zu einer Behandlung erscheinen, mit beträchtlichen Entzugserscheinungen zu rechnen.[27]

Die Aufgaben der Pflegefachkräfte bei der Entzugsbehandlung gestalten sich sehr vielseitig, welche an dieser Stelle einmal näher beleuchtet werden sollen. Grundsätzlich gelten bezüglich der Pflegeanamnese die gleichen Regeln wie auch bei anderen Patienten ohne Suchterkrankung, jedoch muss zusätzlich noch auf bestimmte Symptome und Probleme eingegangen werden. Bereits während des Aufnahmegesprächs wird die Alkoholabhängigkeit thematisiert. Hierbei werden zwischen der Pflegekraft und dem Betroffenen die Erwartungen sowie die Motivation an die Entzugsbehandlung besprochen. Die Beobachtung des Bewusstseins, der Stimmung sowie des äußeren Erscheinungsbildes sind sehr wichtig, um Defizite in diesen Bereichen erkennen sowie ihnen entgegen wirken zu können. Wenn der Patient bei der Aufnahme stark alkoholisiert ist, wartet das Pflegefachpersonal in der Regel mit der Pflegeanamnese bis der Patient wieder nüchtern ist.

Ebenfalls im Vordergrund steht die akutmedizinische Behandlung des Patienten. Engmaschige Kontrollen der Vitalzeichen sowie des Bewusstseins des Patienten sind unabdingbar, um Entzugserscheinungen frühzeitig zu erkennen und diesen rechtzeitig entgegen wirken zu können. Körperlichen Entzugserscheinungen, wie zum Beispiel Tremor[28], Bluthochdruck und Schwitzen kann nach ärztlicher Anordnung zum Beispiel medikamentös mit Sedativum[29] entgegen gewirkt werden. Die Kommunikation der Pflegefachkräfte mit den Patienten spielt hierbei eine wichtige Rolle, da so die Schwere der „nicht sichtbaren" Entzugserscheinungen, wie zum Beispiel innere Unruhezustände, erfasst werden können. Hierbei müssen die Patienten zum Beispiel den Grad ihrer Unruhe anhand einer Skala von 1-10 benennen. Anhand des Verhaltens des Patienten kann die Pflegekraft abschätzen, wie realistisch die Angaben hierbei sind. Bezeugt zum Beispiel ein Patient, seine Unruhe beträgt 10, wobei 10 der

---

[27] Vgl. Feuerlein, Wilhelm 1989, S. 178.
[28] Zittern.
[29] Medikament zur Dämpfung von Funktionen des zentralen Nervensystems, ugs. Beruhigungsmittel.

schlimmste anzunehmende Fall sei, und sitzt währenddessen ruhig auf seinem Stuhl, ist dieser Aussage eher weniger Glaube zu schenken. Der Erfahrungswert des Pflegenden spielt somit eine bedeutende Rolle bei der Bewertung der Qualität des Entzuges.

Wie bereits erwähnt, muss durch die Pflegefachkräfte auch der Bewusstseinszustand des Patienten unter ständiger Beobachtung stehen. Die mögliche Gefahr besteht hierbei zum Beispiel bei einem Alkoholdelir, welches durch geistige Trübung, Orientierungsstörung, Verwirrtheit, Gedächtnisstörung, Halluzinationen und anderem gekennzeichnet ist. Bei einem Delir handelt es sich um eine Störung der Hirnfunktion, welches für den Betroffenen auch lebensgefährlich sein kann. Hier sind Zielsymptome, wie die Dämpfung der psychomotorischen Unruhe, antikonvulsive Wirkung[30], antipsychotische Wirkung und Dämpfung der vegetativen Symptome zu berücksichtigen.[31] Eine weitere Aufgabe der Pflegefachkräfte ist die Unterstützung zur Vermeidung von Suchtverlagerung auf ein anderes Suchtmittel. Die Kontrolle privater Gegenstände der Patienten, welche mit zu der stationären Aufnahme gebracht wurden, sowie die Zuteilung koffeinhaltiger Getränke ist dabei unumgänglich, da die Sucht häufig auf Koffein verlagert wird. Die Aufklärung der Patienten über alkoholhaltige Lebensmittel sowie alkoholhaltige Kosmetika, wie zum Beispiel alkoholhaltiges Mundwasser, ist eine weitere Aufgabe der Pflegefachkräfte, da die Abstinenz auch von geringsten Mengen an Alkohol für eine erfolgreiche Therapie unumgänglich ist. Die Befragung des Patienten zu seinem Trinkverhalten geben Hinweise auf die Form der Alkoholabhängigkeit. Weiter wird der Patient nach seiner sozialen Anbindung befragt, da der soziale Abstieg sowie die Vereinsamung bei Alkoholabhängigen häufig eine große Rolle spielt bzw. das soziale Umfeld zu seinen Problemen beitragen kann.

Ein weiterer Aspekt bei der Entzugsbehandlung, dessen sich Pflegende bei dem Umgang mit Alkoholabhängigen bewusst sein müssen, ist die Gefahr von Stürzen, vor allem zu Beginn der Therapie. Dabei ist eine engmaschige Erfassung der Vitalzeichen sowie ständige Beobachtung unumgänglich. Die Pflegekraft muss den Patienten unter Umständen zu bestimmten Bewegungsabläufen, welche zum Beispiel vor Stürzen schützen, anleiten. Gerade alkoholisierte Patienten neigen aufgrund ihres Entzuges zu unkontrollierten Bewegungen. Auch der Ernährungszustand des Patienten ist zu beobachten, da es häufig zu Resorptionsstörungen[32] auf Grund des Alkoholkonsums kommen kann.

---

[30] Gegen Krämpfe wirkend.
[31] Vgl. Feuerlein, Wilhelm 1989, S. 181.
[32] Der Magen-Darm-Trakt ist nicht in der Lage, wichtige Nährstoffe und Spurenelemente aus der Nahrung zu resorbieren.

Schon bei der Entzugsbehandlung spielen auch die Verhaltensmuster der Alkoholabhängigen eine große Rolle. Durch die Pflegefachkräfte muss Beispielsweise auf die Fernsehgewohnheiten geachtet werden, da sich viele Patienten zu Hause einfach vor den Fernseher setzen und ohne groß darüber nachzudenken dabei Alkohol konsumieren. Diesem Verhaltensmuster soll mit festen Fernsehzeiten entgegen gewirkt werden. Eine sinnvolle Nutzung der Freizeit soll den Patienten durch die Pflegefachkräfte vermittelt werden. So finden betreute Spaziergänge oder Spieleabende statt. Hierbei ist durch die Pflegekräfte darauf zu achten, dass Glücksspiel bzw. das Spielen um Geld auf Grund der Gefahr der Suchtverlagerung nicht förderlich sind. Angeleitete Kochgruppen sind sinnvoll, damit die Patienten zum einen sich selbst versorgen können, bzw. den Genuss von Lebensmitteln wieder erlernen, den sie meist durch die Maßlosigkeit des Alkoholkonsums verlernt haben. Des Weiteren finden bereits ab der Entgiftungsphase weitere Therapien durch die Pflegefachkräfte statt, um bereits ab diesem Zeitpunkt eine Änderung des Verhaltens Alkoholabhängiger zu fördern. Hierzu gehört das Sozialtraining, wobei die Patienten angehalten werden, ihre zugeteilten Bereiche selbständig zu reinigen, da erfahrungsgemäß auch dies sehr oft von Alkoholabhängigen vernachlässigt wird. Bei guter Ausführung der Tätigkeiten wird dies dem Patienten durch die Pflegekraft auch positiv wiedergespiegelt, damit der Patient sein Selbstbewusstsein wiedererlangt bzw. stärkt. Ein weiterer Punkt ist die Förderung von kognitiven Fähigkeiten. Diese haben bei Alkoholabhängigen, welche sich vor allem im fortgeschrittenen Stadium der Alkoholabhängigkeit befinden, häufig gelitten. Zum einen werden die Patienten zum Einrichten von Gedächtnisstützen ermutigt, zum Beispiel das Führen eines Notizbuches, zum anderen werden mit den Patienten bestimmte Gedächtnisübungen durchgeführt.[33] Hierbei kommt es auf die vorhandenen kognitiven Fähigkeiten an, zum Beispiel kann das Spiel „Memory" mit Korsakow-Patienten gespielt werden oder die Patienten lösen Rechenübungen um die kognitiven Fähigkeiten zu trainieren.

Ein weiterer Punkt ist das Medikamententraining. Den Patienten wird hiermit individuell das Wissen über die eingenommenen Medikamente sowie mögliche Nebenwirkungen durch die Pflegenden vermittelt. Weiterhin werden die Patienten auf ihre Entlassung vorbereitet. Das Ziel besteht darin, dass sich die Patienten zu Hause selbstständig ihre Medizin setzen bzw. einnehmen können.

---

[33] Vgl. Klugkist, Annika (Hrsg.) o.J.

6.4. Entwöhnungsphase

Entwöhnung als medizinische Rehabilitation obliegt vorwiegend dem Rentenversicherungsträger. Die stationären Entwöhnungsbehandlungen werden in der Regel in Fachkliniken, therapeutischen Gemeinschaften oder in spezialisierten Abteilungen psychiatrischer Krankenhäuser durchgeführt. Die Patienten verlassen hierzu für eine befristete Zeit ihr belastendes Umfeld, wodurch Veränderungsprozesse im Erleben und Verhalten möglich werden. Nachteilig an der stationären Entwöhnungsphase ist jedoch das „back-home-Problem" durch Mangel des Erkenntnistransfers auf die Alltagssituation, da die Patienten stationär eher behütet gewesen sind und das erlernte nicht auf ihren Alltag anwenden konnten.[34] Die Fachkliniken haben in der Regel ein umfassendes Programm für die Behandlung der Patienten entwickelt. Kernstück der Therapien bilden Gruppentherapien mit verschiedenen Modifikationen sowie die Arbeitstherapie. Weiterhin finden Gestaltungstherapien, Familientherapien, Entspannungstechniken sowie Sport dort ihre Anwendung.[35]

Ambulante Entwöhnungen werden vor allem durch Beratungsstellen mit ausgebildeten Suchttherapeuten durchgeführt. Der Vorteil an der ambulanten Entwöhnung liegt darin, dass die Patienten ihre sozialen Rollen fortführen und Probleme lebensnah bearbeitet werden können. Erfahrungsgemäß und auch statistisch gesehen sind jedoch die Rückfallraten nach stationären Entwöhnungen günstiger als nach ambulanten Entwöhnungen.[36] In praktisch allen Entwöhnungskliniken sind gemeinsame Therapiekomponenten vorhanden. Diese bestehen zum Beispiel aus milieutherapeutisch-gruppendynamischen Elementen, also individuumsbezogene Maßnahmen, welche auf die Umgebung und das ganze Team, also interdisziplinär bezogen sind. Weitere Komponenten sind natürlich auch die Informationsvermittlungen über die Natur der Alkoholkrankheit, die Identifikation individueller Situationen riskanten Trinkens sowie die Vermittlung von Strategien zur Rückfallbewältigung.[37] Zusammenfassend ist zu sagen, dass bei der Entwöhnungsphase der Abhängigkeitsprozess unterbrochen werden soll. In dieser wird versucht neue Formen des Lebens ohne Alkohol oder andere Suchtmittel einzuüben.[38]

---

[34] Vgl. Wissenschaftliches Kuratorium der Deutschen Hauptstelle für Suchtfragen e.V. 2003, S. 92.
[35] Vgl. Feuerlein, Wilhelm 1989, S. 213.
[36] Vgl. Wissenschaftliches Kuratorium der Deutschen Hauptstelle für Suchtfragen e.V. 2003, S. 91.
[37] Vgl. Wissenschaftliches Kuratorium der Deutschen Hauptstelle für Suchtfragen e.V. 2003, S. 92.
[38] Vgl. Feuerlein, Wilhelm 2005, S. 95.

6.5. Nachsorgephase

Bei der Nachsorgephase ist ein Besuch bei der Selbsthilfegruppe wie zum Beispiel den Anonymen Alkoholikern sowie bei Suchtberatungsstellen sehr sinnvoll.[39] Der Kontakt zu einer solchen Selbsthilfegruppe wird oftmals schon während der stationären Behandlungen geknüpft, zum Beispiel im Rahmen einer Informationsveranstaltung. Wie bereits schon erwähnt ist auch in der Nachsorgephase die Abstinenzmotivation aufrecht zu erhalten. Bei einem Rückfall darf der Patient nicht resignieren, da ein erneuter Alkoholkonsum nach erfolgter Therapie eher die Regel als die Ausnahme ist. Im Durchschnitt sind im 4 Jahreszeitraum nach erfolgter Therapie 54% der behandelten Patienten rückfällig. Im Sinne einer präventiven Rückfallarbeit sollte demnach der Wiederkonsum frühzeitig, offensiv, umfassend und gelassen in jedem Teil des Suchthilfesystems thematisiert werden.[40]

Ein weiterer hier zu nennender Punkt ist die prophylaktische Aufnahme, welches einige Kliniken (zum Beispiel das Krankenhaus Arnsdorf) anbieten. Der Patient kann sich in heiklen Situationen, beziehungsweise wenn er einen verstärkten Suchtdruck verspürt übergangsweise und nach Absprache stationär aufnehmen lassen. Diese „Auffrischung" wird jedoch eher selten durch die Patienten in Anspruch genommen.

7. Schluss

Wie bereits in dem Kapitel „Motivationsförderung" dieser Arbeit eingegangen wurde, ist die wichtigste Intervention im Umgang mit Alkoholabhängigen die Förderung sowie die Aufrechterhaltung der Veränderungs- Behandlungs- und Abstinenzmotivation. Dies ist als eine interdisziplinäre Aufgabe aller beteiligten Therapeuten und Pflegefachkräfte anzusehen und zieht sich über alle Phasen der Therapie der Alkoholabhängigkeit hinweg. Die Absprache der beteiligten Professionen ist dabei sehr wichtig, da ein Alkoholabhängiger bei der Therapie klare Strukturen benötigt. Es sollte in jedem Fall auf die persönlichen individuellen Umstände bzw. die Lebenssituation des zu Behandelnden eingegangen werden, da dieser Erkrankung vielfältige Entstehungsbedingungen zugrunde liegen. Daher sollten die persönlichen Gegebenheiten sowie das soziale Umfeld bei der Behandlung dieser Erkrankung immer mit einbezogen werden.

---

[39] Vgl. Wissenschaftliches Kuratorium der Deutschen Hauptstelle für Suchtfragen e.V. 2003, S. 92f.
[40] Vgl. Kruse, Gunther; Körkel, Joachim; Schmalz, Ulla 2000, S. 292f.

8. Literaturverzeichnis

Drogenbeauftragte der Bundesregierung (Hrsg.) (2013): Alkohol: Situation in Deutschland [Artikel]. Verfügbarkeit unter: http://drogenbeauftragte.de/drogen-und-sucht/alkohol/alkohol-situation-in-deutschland.html [26.05.2014].

Feuerlein, Wilhelm (1989): Alkoholismus - Mißbrauch und Abhängigkeit 4. Auflage. Stuttgart: Georg Thieme Verlag KG.

Feuerlein, Wilhelm (2005): Alkoholismus – Warnsignale, Vorbeugung, Therapie 5. Auflage. Nördlingen: C. H. Beck oHG Verlag.

Kirchhefer, Rainer (2000): Psychiatrie und Neurologie – Prüfungswissen für Pflegeberufe 2. Auflage. Jena: Urban & Fischer Verlag.

Klugkist, Annika (Hrsg.) (o.J.): Standard "Pflege von alkoholabhängigen Senioren" Vers. 2.05 [online Magazin]. Verfügbarkeit unter: http://www.pqsg.de/seiten/openpqsg/hintergrund-standard-alkohol.htm [18.06.2014].

Kruse, Gunther; Körkel, Joachim; Schmalz, Ulla (2000): Alkoholabhängigkeit erkennen und behandeln. Bonn: Psychiatrie-Verlag.

Küfner, Heinrich; Soyka, Michael (2008): Alkoholismus - Missbrauch und Abhängigkeit 6. Auflage. Stuttgart: Georg Thieme Verlag KG.

Wissenschaftliches Kuratorium der Deutschen Hauptstelle für Suchtfragen e.V. (Hrsg.) (2003): Alkoholabhängigkeit - Suchtmedizinische Reihe Band 1. St. Augustin: Degensche Druckerei.

BEI GRIN MACHT SICH IHR WISSEN BEZAHLT

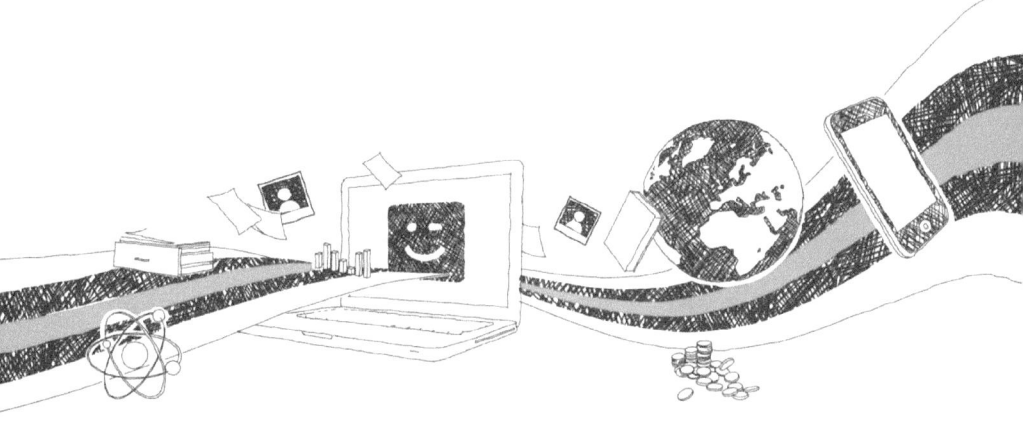

- Wir veröffentlichen Ihre Hausarbeit,
  Bachelor- und Masterarbeit

- Ihr eigenes eBook und Buch -
  weltweit in allen wichtigen Shops

- Verdienen Sie an jedem Verkauf

Jetzt bei www.GRIN.com hochladen und kostenlos publizieren